# DE L'ACTION

DU

# SALICYLATE DE SOUDE

## SUR L'UTÉRUS

PAR

## E. BALETTE

Docteur en médecine de la Faculté de Paris,
Ancien interne des hôpitaux et hospices civils de Blois.

PARIS

OLLIER-HENRY, LIBRAIRIE MEDICALE

13, rue de l'École-de-Médecine

1883

DE L'ACTION

DU

# SALICYLATE DE SOUDE

## SUR L'UTÉRUS

PAR

## E. BALETTE

Docteur en médecine de la Faculté de Paris,
Ancien interne des hôpitaux et hospices civils de Blois.

PARIS

OLLIER-HENRY, LIBRAIRIE MEDICALE

13, rue de l'École-de-Médecine

1883

A MON PÈRE


A MA MÈRE


A MON ONCLE PATERNEL


A MON FRÈRE


MEIS ET AMICIS

A M. LE DOCTEUR LANDRIEUX

Médecin des hôpitaux.


A M. LE DOCTEUR TENNESON

Médecin des hôpitaux.


A M. LE DOCTEUR BOCHEFONTAINE

Chef de laboratoire de la Faculté.


Je prie mes autres maîtres

MM. TARDIEU, RENOU, DERIVIÈRE, GUÉRIN,
BLANCHON, FERRAND, CAILLARD, FORGUES,

Médecins et chirurgiens des hôpitaux de Blois

d'agréer tous mes remerciements pour la bienveillance
qu'ils m'ont témoignée durant mon internat

(1881-1882).

# DE L'ACTION

DU

# SALICYLATE DE SOUDE

SUR L'UTÉRUS

## AVANT-PROPOS

Le 28 décembre 1880, entrait à l'hôpital Temporaire de la rue des Tournelles, dans le service de M. le docteur Hanot, une jeune fille, atteinte d'un rhumatisme monoarticulaire du genou gauche. Cette malade n'avait eu auparavant aucune maladie, soit personnelle, soit héréditaire (obs. VIII). A son entrée, on la soumet au traitement par le salicylate de soude, à la dose de 4 gr. dans une potion. Au deuxième jour de ce traitement, vers les 11 heures du matin, la jeune fille a une métrorrhagie abondante, avec production de caillots sanguins, dans un desquels on trouve un fœtus.

Ce fait parut fort extraordinaire à M. Hanot, qui laissa entrevoir que l'avortement pourrait fort bien être mis sur le compte du salicylate ; que, cependant, il ne voulait pas se prononcer, parce que, d'un seul cas, il ne pouvait en tirer une conclusion générale.

La lumière n'était pas encore faite sur ce point. La science ne possédait pas, du moins en France, d'observation relatant un cas d'avortement par la médication salicylée.

Le 28 avril 1881, M. le docteur Hanot, présenta à la Société de Clinique, l'observation de notre jeune malade, sous le titre de « Rhumatisme puerpéral dans le 1er mois de la grossesse. Avortement. » Dans le courant de sa démonstration, comme il ne faisait nulle mention de la cause de l'avortement, M. le docteur Labadie-Lagrave prit la parole et dit qu'on pouvait très bien admettre que l'avortement avait été déterminé par le salicylate, et, à ce propos, il signala quelques cas de ce genre, qui s'étaient passés en Angleterre et avaient été rapportés par des feuilles médicales de ce pays.

Après lui, M. le docteur Barth signala un cas analogue (obs. VII), survenu dans le service de M. le docteur Bucquoy, à l'hôpital Cochin, et qu'on n'avait pas jugé à propos de publier, ne pouvant tirer une conclusion d'un fait isolé.

Au mois de juillet 1882, M. Bucquoy, à qui nous avions demandé l'observation de la malade citée par M. Barth, nous communiqua celle d'une de ses clientes, qui, sous l'influence des salicylés, avait vu ses règles persister pendant quinze jours, et s'arrêter toutefois par les moyens hémostatiques que tout le monde connaît : (obs. V). Ce cas nous en rappela un autre, survenu l'année précédente, et qui lui ressemble entièrement.

C'est celui d'une rhumatisante, à qui nous avions donné 4 gr. de salicylate pour calmer ses douleurs, et qui, à la suite de ce médicament, avait vu ses règles durer deux jours de plus qu'à l'ordinaire (obs. II).

Ces deux faits analogues, ayant tous deux la même origine (d'autres sont venus plus tard s'ajouter à ceux-là), nous firent penser que le salicylate pouvait aussi jouir de propriétés ménorrhagogues.

Déjà, en 1879, le docteur Sabatowski, dans sa thèse inaugurale, faite sous les auspices de M. G. Sée, avait fait connaître la propriété que possède le salicylate de calmer les douleurs de la dysménorrhée, d'origine arthritique. En outre, une de ses observations, qui est reproduite plus loin (obs. I) mentionne des effets ménorrhagogues, dont il ne donne pas d'ailleurs l'explication.

Aussi, ces deux propriétés ménorrhagogue et abortive ? du salicylate de soude, étant, d'après ce que nous avons pu voir, peu ou point connues des praticiens, nous avons pensé qu'il était utile d'étudier une question aussi importante, et, après avoir demandé avis à M. le professeur Vulpian et à M. le docteur Hanot, nous en avons fait le sujet de cette thèse inaugurale.

Notre but est de faire connaître deux inconvénients sérieux, qui peuvent résulter de l'administration du salicylate de soude, de conseiller la prudence, quand on veut en faire usage en présence de certains états de l'utérus, et tâcher d'empêcher par la suite, dans des cas analogues à ceux qui seront indiqués, tout dénouement funeste.

Nous n'avons pas d'illusions sur l'aridité du travail que nous avons entrepris ; aussi, comptons-nous sur l'indulgence de nos juges, qui sauront apprécier, à leur juste valeur, les efforts que nous avons faits, pour mener à bonne fin, une étude aussi délicate.

Notre travail est divisé en cinq parties :

Dans la première, un aperçu historique, fait connaître à peu près tous les accidents mis sur le compte de la médication salicylée.

Dans le chapitre suivant, un résumé de la thèse du docteur Sabatowski montre l'action remarquable du salicylate sur la dysménorrhée ;

Le chapitre III, est consacré à l'action ménorrhagogue du médicament, action basée sur quelques observations cliniques. Nous essayons ensuite d'expliquer par quel mécanisme le médicament peut bien produire ce résultat.

Dans le chapitre IV se trouvent rapportées des observations où le salicylate semble avoir occasionné l'avortement. Ce chapitre contient en outre, quelques théories, d'après lesquelles l'action abortive pourrait être expliquée.

D'autres observations de faits où le traitement par le salicylate de soude, n'a pas été suivi d'avortement, forment à ce chapitre une 2<sup>e</sup> partie.

Enfin, le chapitre V est consacré à l'exposé des diverses expériences que nous avons entreprises, afin de savoir, si oui ou non, le salicylate est abortif.

Avant de commencer, qu'il nous soit permis d'adresser tous nos remerciements à M. le professeur Vulpian, à M. le professeur Laboulbène, à M. le docteur Hanot et à M. le docteur Landrieux, qui, durant le cours de nos études, nous ont témoigné leur sympathie et soutenu par leurs conseils.

Nous remercions également M. le docteur Charpentier, agrégé de la Faculté et aussi M. le docteur Bochefontaine, de la bienveillance avec laquelle ils se sont mis à notre disposition, afin de rendre notre tâche moins lourde et moins pénible.

# PREMIÈRE PARTIE

## APERÇU HISTORIQUE.

C'est vers la fin de 1876, que le salicylate de soude, connu et utilisé depuis peu d'années auparavant, est entré dans le domaine de la thérapeutique. Comme on peut le voir par les nombreuses publications de France et de l'étranger, il y a occupé rapidement une place très importante.

Cependant, ce n'est pas sur ce dernier médicament que les premières études ont porté tout d'abord, mais bien sur l'acide salicylique. En Angleterre, en Allemagne, en Italie, nous le voyons employé, d'abord comme désinfectant, plus tard comme antiputride et antifermentescible. Les différents observateurs de ces pays ont chanté les louanges du nouveau médicament dans des volumes remplis d'observations. Il suffira de citer Maclagan qui en fut le propagateur, Walker, Macmillan et plusieurs autres pour donner une idée de la vogue dont il a joui chez nos voisins d'outre-Manche et d'outre-Rhin.

Mais l'acide salicylique a une action irritante sur le tube digestif, un goût désagréable ; il est peu soluble dans l'eau ; aussi Buss, à Bâle, à Saint-Gall (1876), le remplaça-t-il bien vite par le salicylate de soude; ce dernier, en effet, n'a pas de saveur caustique, ne produit pas de nausées et est en outre très soluble dans l'eau. En France, l'acide salicylique fit son apparition cette même année, mais, comme chez nos voisins, il fut vite détrôné par le salicylate de soude.

Ce fut donc, sous cette dernière forme qu'il fut essayé dans les hôpitaux de Paris, par nos éminents patriciens, ayant à leur tête le savant professeur de clinique G. Sée. Il fut étudié en ce moment, au point de vue de ses propriétés physiologiques, au point de vue de ses applications thérapeutiques, avec une ténacité vraiment incroyable. Il fut aussi l'objet de vives et intéressantes discussions dans diverses sociétés savantes. Tout le monde a encore présent à l'esprit, l'effet que produisit le mémoire qui fut présenté à l'Académie de médecine, le 26 juin 1877, par M. G. Sée. Ce fut partout un cri d'admiration. Depuis longtemps, le sulfate de quinine était connu comme spécifique des fièvres palustres; on trouvait enfin le spécifique du rhumatisme. Aussi, ce fut à qui s'empresserait d'user du nouveau médicament à propos duquel les louanges ne tarissaient pas.

De ce moment, le salicylate de soude fut acquis à la thérapeutique. Il devint en peu de temps le médicament à la mode, et, comme l'esprit gaulois se laisse facilement séduire par tout ce qui est nouveau, on finit par faire du salicylate une panacée universelle, un remède infaillible à tous nos maux.

Tous les praticiens cependant, sans nier les bons effets du salicylate de soude, ne partagèrent pas l'enthousiasme d'une partie de leurs confrères. De ce

nombre, sont MM. Bouillaud, Empis et le professeur
Jaccoud. On sait, en effet, que quelques jours après la
présentation du mémoire du professeur de clinique de
l'Hôtel-Dieu, M. le professeur Jaccoud lui donna la
réplique et ses conclusions ne furent nullement sem-
blables. Il alla même, dans le courant de la discussion,
jusqu'à citer un cas de mort, qui fut aussitôt mis sur le
compte de la dose exagérée du médicament.

On venait de citer le premier accident attribué à l'emploi du salicylate de soude; nous verrons dans ce qui
va suivre qu'il ne devait pas être le seul.

Le 23 décembre de cette même année 1876, le docteur G. Duffey, publiait l'observation d'un malade, à
qui le docteur Lilley avait donné le salicylate, et qui, à
la suite de cette administration, avait eu une nécrose du
tibia, et une arthrite de l'articulation tibio-tarsienne
droite. Presque à la même époque, et toujours sous l'influence de la médication, Fischer publiait deux cas de
mort par hémorrhagie intestinale, dans la fièvre typhoïde; quelque temps après, Richardson, un cas analogue à celui de M. Jaccoud. En 1877, dans le service
du professeur Gubler, à l'hôpital Beaujon, le docteur
Dreyfus-Brisac, alors interne du service, avait constaté
des cas d'albuminurie, produits pendant le traitement
par les salicylés, accidents qui disparurent, dès qu'on
supprima le médicament. Enfin, nous trouvons dans la
thèse de M. Brethenoux, un cas de mort par hyperther-
mie, survenu dans le service du professeur Combal, à
Montpellier.

L'année suivante, 1878, le docteur Pye Smith, publiait
un cas de glycosurie, produite par le salicylate, affection

qui disparut, quand on cessa le médicament. Cette glycosurie fut même trouvée chez des personnes en bonne santé, qui voulurent expérimenter sur elles-mêmes et voir si elles arriveraient au même résultat.

M. le docteur Dubrisay, en 1881, rapportait le cas de trois jeunes gens, goutteux ou rhumatisants, qui, sous l'influence de la médication, constatèrent une impuissance absolue. Cette dernière disparut, dès qu'on eut supprimé le salicylate. « Cette atteinte à la virilité, ajoute l'auteur de l'observation, mérite d'être signalée, car nous pouvons, sans le savoir, soit par les aliments, soit par les boissons, dans lesquels ce sel rentre souvent, éprouver les mêmes effets. »

Tous les accidents que nous venons de signaler, ont été mis sur le compte de la médication salicylée. Aussi, voyons-nous surgir plusieurs théories pour expliquer ces faits. Pour M. le professeur Bouchardat, par exemple, ces accidents doivent être imputés à la trop grande activité du médicament; pour le professeur G. Sée, à la dose exagérée du salicylate ; pour le docteur Dixneuf. dans les conclusions de sa thèse, à l'intoxication produite par l'accumulation du sel dans l'organisme, longtemps administré à la dose de 7 grammes. C'est bien le cas, devant cette divergence d'opinions, de citer l'axiome latin : « Tot capita, tot sensus. »

Nous partagerons la dernière opinion, nous appuyant, pour cela, sur ce qui suit. On sait, d'après les nombreuses expériences qui ont été faites et sur l'homme et sur les animaux, que le salicylate de soude s'élimine rapidement dans l'économie et se retrouve dans les urines au bout d'un temps plus ou moins long. Ce temps

varie suivant les différents observateurs. Ainsi, M. le
professeur Laboulbène, aurait, moins de 5 minutes
après son ingestion, retrouvé le sel dans les urines ; le
docteur Mussy au bout de 10 minutes, et le docteur
Blanchier expérimentant sur lui-même ou sur les animaux, au bout de 18. Or, M. Gubler, dans une réunion
de la Société des hôpitaux, le 10 octobre 1877, s'est
exprimé dans les termes suivants : « Le salicylate de
soude, a-t-il dit, est un diurétique énergique, lorsqu'il
agit sur les reins normaux. Mais si les reins sont lésés,
il y a, au contraire, diminution de la quantité des
urines, parfois même apparition d'albumine en quantité
considérable et même hématurie. Il croit aussi que,
dans des cas où le médicament s'adresse à des individus
dont les reins sont sains, sous l'influence de circonstances difficiles à prévoir, l'excitation des fonctions
rénales peut devenir assez énergique pour entraîner
des congestions et par suite des inflammations, des
lésions de l'appareil. » Dans ces cas, le salicylate se
trouvant lentement éliminé, passe peu à peu dans le
sang où il finit par s'accumuler. Par suite de cette
accumulation, le sel ne pouvant librement traverser le
filtre rénal, il se produit des accidents urémiques, signa-
lés pour la première fois par les auteurs anglais. Telle
est, à notre avis, la seule explication admissible.

Or, en faisant connaître dans tout ce qui précède, la
plupart des accidents causés par le salicylate de soude,
notre but n'a point été de faire le procès de ce médicament, qui a rendu et rend encore de si grands services
à la médecine française et étrangère, et, tâcher de le

bannir de la pharmacopée moderne. Outre les merveilleux résultats qu'on en retire dans le rhumatisme articulaire aigu, et, que nous avons pu, maintes fois, apprécier par nous-même, le salicylate a encore une autre propriété, que nous pensons ne pas être connue, et qu'on nous pardonnera de rapporter ici, quoique un peu en dehors du sujet. Le salicylate a une action *anthelminthique*. Cette action a été signalée pour la première fois, en France, le 28 octobre 1877, à la Société médicale des hôpitaux, par M. Laboulbène. Un malade était entré dans son service pour des accidents syphilitiques, qui disparurent sous l'influence du traitement. Quelques jours après, on lui donnait de l'acide salicylique pour des douleurs rhumatismales, et, sous l'influence du médicament, il rendait dans ses garde-robes des fragments de ver, sur lesquels M. Laboulbène constatait les pores médians et les organes spéciaux du bothriocéphale. M. le docteur Dujardin-Beaumetz, lui aussi, reconnaît à l'acide les mêmes propriétés, car il a obtenu le même résultat sans s'y attendre.

On peut donc voir, d'après ce qui précède, que ce médicament est d'une utilité incontestable. Tout le monde, en effet, est unanime à reconnaître ses vertus antipyrétiques et antidouloureuses, et, suivant l'expression de M. le professeur Vulpian, « ce serait du temps perdu que de rapporter de nouveaux faits plus ou moins analogues à ceux que chaque médecin a pu observer dans sa propre pratique. » Aussi, la grande majorité des médecins sont ses partisans. Mais il a aussi ses détracteurs. Ainsi, par exemple, le docteur Douglas

Hogg, s'exprime sur son compte de la façon suivante :
« Notre première impression, dit-il, s'est sensiblement
modifiée, à mesure que notre expérience devenait plus
grande, et aujourd'hui nous estimons qu'on ne saurait,
sans témérité, se prononcer définitivement sur les mé-
rites du salicylate, et dire que dans le rhumatisme articulaire aigu, ce médicament prime tous les autres.
Aussi, avons-nous dû lui retirer toute confiance au point
de vue de son action fébrifuge, et reconnaître que la
défervescence était due tout simplement à la marche
naturelle de la maladie. » Il en est de même du docteur
Dixneuf, qui laisse entrevoir que le salicylate de soude
pourrait bien à son tour subir le même sort que son
congénère la salicine. Voici ses paroles : « La salicine
a été essayée, il y a une vingtaine d'années environ...
Vingt ans se sont à peine écoulés, et le médicament
jadis abandonné comme inactif, impuissant, revient à
la surface sous un autre nom, car le principe actif de
la salicine ne serait autre que l'acide salicylique, d'après
la chimie physiologique. »

Nous avons jusqu'à présent fait connaître un grand
nombre d'accidents, comme provenant de l'administration du salicylate. Nous pouvons même dire que nous
les avons presque tous fait connaître; il en est deux qui
restent, deux, qui d'après ce que nous avons pu voir,
sont tout à fait inconnus, nous voulons parler : 1° de
son action ménorrhagogue; 2° de l'avortement ou
accouchement prématuré qu'il peut provoquer.

Mais comme le but de notre travail est surtout de
faire connaître l'action des salicylés sur l'utérus, nous

ferons précéder les chapitres qui énumèrent les accidents non connus, de son action calmante dans les douleurs de la dysménorrhée, sujet déjà développé en 1879, et sur lequel nous passerons rapidement. Tel sera l'objet du chapitre qui va suivre.

# DEUXIÈME PARTIE

## ACTION DU SALICYLATE DE SOUDE
## SUR LA DYSMÉNORRHÉE.

Le D<sup>r</sup> Sabatowski, dans sa thèse inaugurale, signale
les bons effets du salicylate dans la dysménorrhée, d'o-
rigine arthritique. Après avoir pris connaissance de son
travail, nous avons voulu l'expérimenter nous-même,
et les résultats en sont réellement merveilleux. En effet,
au bout d'un quart d'heure ou d'une demi-heure au
plus, avec une dose ordinaire du sel, on obtient la cessation complète des douleurs (1).

La thèse de M. Sabatowski, par les observations qu'elle
renferme, est digne du plus grand intérêt. Tous les
faits que l'auteur rapporte, il les a lui-même observés
en 1877 et 1879, à Paris et à Dinard (Ille-et-Vilaine). On
pourra en juger par le suivant :

OBSERVATION I.

(Thèse de Sabatowski).

Mme C..., âgée de 24 ans, santé très délicate, mariée depuis dix mois
à un cultivateur d'Auvergne. Mal réglée et à époques inégales, souf-

---

(1) La malade, à qui nous avons administré le médicament contre les douleurs dysménorrhéiques, fait le sujet de l'observation VI, qu'on trouvera parmi
celles qui sont rapportées au sujet de l'action ménorrhagogue.

frait toujours pendant la menstruation, et dans les intervalles ne pouvait supporter aucune fatigue de la marche.

En 1876 et 1877, elle a pris les eaux de Sainte-Marie de Cusset, à la source même, et sa santé générale s'est beaucoup améliorée ; seulement elle souffrait toujours beaucoup pendant ses règles.

Mariée depuis dix mois, elle commença à souffrir plus fort les trois premières semaines, car les rapprochements sexuels la faisaient souffrir à tel point qu'elle a été obligée, six semaines après le mariage, de les suspendre tout à fait.

Au commencement de 1879, M. et Mme C... vinrent à Paris, et descendirent chez leur tante, qui avait été soignée par moi pour des douleurs articulaires.

Mme C..., se fatiguant beaucoup à Paris, fut obligée, huit jours après son arrivée, de se mettre au lit, car ses règles sont venues avec tout leur cortège habituel de douleurs et de malaises variés.

La tante me pria de venir chez elle, et de donner quelque remède pour soulager Mme C... dans ses souffrances.

Je prescris le salicylate, 6 grammes en trois paquets, à prendre un paquet de suite, et, si les douleurs ne se calmaient pas une heure après la première dose, d'en prendre une autre.

Après la prise du second paquet, Mme C... se sentit soulagée dans ses douleurs, eut des bourdonnements d'oreilles, et le vertige pendant huit heures consécutives, et les règles s'arrêtèrent ensuite.

Le lendemain, les douleurs revinrent, et une nouvelle prise de salicylate les dissipa un quart d'heure après. Ce même jour, 19 janvier, les règles revinrent, et Mme C... rendit quatre petits caillots de sang sans douleur.

Le 25 janvier, quand les règles furent terminées, j'ai pu constater que l'utérus était infléchi à droite et en arrière, et abaissé de manière que le col pût être aperçu à la vulve, après l'écartement des grandes lèvres. Col rouge, granulé, non ulcéré.

M^me C..., qui est habituellement constipée, disait qu'elle souffrait du ténesme rectal et de l'envie d'aller à la garde-robe très fréquemment sans pouvoir rien rendre.

Je lui ordonnai les pilules de 2 centigrammes de podophylle et de 5 centigrammes d'extrait de rhubarbe, à prendre tous les soirs, et je prescrivis un pessaire de Dumontpallier à demeure dans le vagin.

Le 26, je mis le pessaire à sa place, après avoir badigeonné le col avec la teinture d'iode et la liqueur de Labarraque, et Mme C..., ayant le rectum et l'utérus soutenus, put se tenir debout une grande partie de la journée sans éprouver aucune fatigue.

Le lendemain, Mme C... faisait de grandes courses, en voiture et à pied, sans éprouver aucune fatigue.

Je badigeonnai encore deux fois le col, de quatre jours en quatre jours, et je pus constater une grande amélioration.

Le 10 février, M. et Mme C... sont partis pour l'Auvergne, en emportant avec eux plusieurs doses de salicylate de soude.

De nos jours, nous voyons la médication salicylée très employée contre les douleurs de la dysménorrhée, d'origine arthritique. Ainsi M. le D$^r$ Polaillon nous a dit qu'il n'administre jamais d'autre médicament et en obtient toujours les résultats les plus remarquables. De même pour le D$^r$ Chéron, qui s'exprime ainsi : « L'influence de l'arthritisme sur la dysménorrhée a été signalée par Weit et Simpson. Cette influence très manifeste pour le clinicien est démontrée par un traitement approprié plus particulièrement à l'aide des salicylates, qu'on emploie avec avantage pour faire cesser la crise douloureuse du début ». On le voit, le salicylate rend de grands services dans cette affection si pénible pour la femme.

Tels sont en peu de mots, les effets connus de la médication salicylée sur l'utérus. Dans le chapitre suivant, nous ferons connaître une autre propriété du médicament : son action ménorrhagogue.

# TROISIÈME PARTIE

## ACTION MENORRHAGOGUE.

Au mois de juillet dernier, avons-nous dit dans notre avant-propos, M. le D$^r$ Bucquoy attira notre attention sur un accident, encore inconnu, qu'il attribuait au salicylate, c'était son action ménorrhagogue. Il nous communiqua même une observation à l'appui de ce qu'il avançait. Cette communication nous remémora un cas semblable, que nous avions eu l'occasion d'observer, cas où le même médicament avait produit le même accident, dans des circonstances à peu près analogues, au moins en apparence. A ce moment, nous ne connaissions pas encore le travail de M. Sabatowski, qui, dans l'observation que nous lui avons empruntée, relate le même fait, mais sans s'y arrêter, préoccupé qu'il était de combattre le symptôme douleur; car il écrit : « Au commencement de janvier, les règles sont venues avec tout leur cortège habituel de douleurs et de malaises variés. Je prescris le salicylate qui occasionne le salicysme pendant huit heures consécutives. Le lendemain, 19, je prescris de nouveau le salicylate, et, ce même jour, la malade a rendu 4 petits caillots de sang. Ses règles furent arrêtées le 23. »

Aussi, avons-nous pensé qu'il n'était pas hors de propos de faire ressortir cette action, et, après avoir essayé le médicament sur plusieurs malades, nous rapportons les résultats que nous avons obtenus. Tous viennent donner raison à l'opinion de M. Bucquoy, basée sur l'observation de sa malade telle qu'il l'avait prise alors. Depuis, M. Bucquoy a constaté l'existence de polypes fibreux utérins, qui expliquent les accidents métrorrhagiques, sans qu'il soit utile de faire intervenir une action du médicament. La question n'en reste pas moins posée, puisque le cas de M. Bucquoy a appelé notre attention sur les faits suivants.

OBSERVATION II (personnelle).

La nommée A. M..., artiste lyrique, est rhumatisante depuis 1870. Lors du siège de Paris, elle a couché pendant trois semaines dans des caves humides, où elle a contracté sa maladie. La première attaque date de 1872, époque où elle fut soignée par un médecin de son quartier.

Depuis ce moment jnsqu'en 1881, elle n'a jamais été malade.

Le 14 novembre 1881, nous fûmes mandé par la malade pour une douleur très vive siégeant dans l'articulation du poignet gauche. Nous prescrivîmes d'abord de l'huile de camomille camphrée avec de la ouate. Ce traitement dura deux jours. Voyant que la douleur ne disparaissait pas, nous lui fîmes prendre 4 grammes de salicylate dans une potion. Le lendemain matin, la malade se plaignit d'avoir un écoulement sanguin très abondant, bien plus abondant que de coutume, ses règles ayant apparu depuis quatre jours. Le salicylate fut néanmoins continué, ne soupçonnant pas que cet écoulement pût augmenter d'intensité sous l'influence du médicament.

Le 18. La douleur ayant disparu, nous supprimons le salicylate, et, le 20, nous constatons la cessation des règles, qui avaient duré deux jours de plus que d'habitude et avaient été beaucoup plus abondantes.

### OBSERVATION III. (personnelle).

Au mois d'avril 1882, une jeune fille de 22 ans, la nommée P. S., entre à l'Hôtel-Dieu annexe, salle Saint-Landry, dans le service de M. le D$^r$ Hutinel, pour une première attaque de rhumatisme articulaire aigu, sans complications cardiaques.

Dès le lendemain, on administre à la malade 6 grammes de salicylate de soude en trois paquets. Le soir même, les règles viennent, et l'on continue le traitement pendant deux jours. Les règles avaient apparu à la période ordinaire, sans avance ni retard. La malade remarque qu'elle perd abondamment du sang, quatre ou cinq fois plus qu'à l'ordinaire, d'après ce qu'elle a raconté à sa voisine de lit. Jamais, dit-elle, elle n'avait constaté une si grande perte.

Après cinq à six jours, les règles ont cessé. La malade ne jugea pas convenable d'en parler à M. Hutinel.

Le rhumatisme guérit; la malade quitta l'hôpital, de sorte que le même fait ne put être constaté de nouveau chez cette malade.

### OBSERVATION IV (personnelle).

La nommée P... (Louise)) couturière, âgée de 19 ans, névropathe, entrait, le 11 juillet 1882, à l'hôpital de la Charité, salle Sainte-Marthe, dans le service de M. le professeur Laboulbène, pour un rhumatisme articulaire aigu généralisé et très intense. C'est une jeune fille brune, d'un tempérament peu robuste. Pas de maladies antérieures ou héréditaires.

Elle avait eu une première attaque de rhumatisme, il y a six mois, pour laquelle elle avait été soignée à Lariboisière. Actuellement, elle est malade depuis le 8 du mois.

Comme traitement, beaume tranquille et ouate autour des articulations malades.

Le soir de son entrée à l'hôpital, les règles commencent à apparaître; le 13, à la visite, elles paraissent terminées. A leur apparition, elles étaient en retard de quinze jours au moins. Les douleurs étant très vives, on administra 7 grammes de salicylate de soude. Dans la soirée, les règles reviennent plus abondantes, et persistent jusqu'au 17 au matin. Elles duraient d'ordinaire quatre jours.

Aujourd'hui, 18 juillet, la douleur a disparu ; le salicylate avait été supprimé l'avant-veille. Les règles ont cessé depuis le 17 au matin.

Le 20. La malade quitte l'hôpital.

OBSERVATION V (inédite).

Due à l'obligeance de M. le D<sup>r</sup> Bucquoy.

Au mois de juillet 1882, M. Bucquoy est appelé à donner ses soins à une dame âgée de 43 ans, d'un tempérament nerveux très accusé. Cette malade avait toujours été bien réglée, n'avait jamais eu de pertes d'aucune nature.

Quelques mois auparavant, elle avait ressenti des douleurs de nature rhumatismale, pour le soulagement desquelles elle avait été consulter M. G. Sée. Il lui avait ordonné du salicylate de soude, à la dose de 2 gr. dans une potion, de l'emploi duquel elle s'était bien trouvée. Depuis ce moment, chaque fois qu'elle ressentait la moindre douleur analogue aux premières, elle reprenait le même traitement sans avis médical.

Le 5 juillet, les règles commencent à apparaitre ; l'écoulement de sang est faible. Le soir, de son propre mouvement, elle absorbe 2 gr. de salicylate. Cette fois, l'écoulement est normal. (On se demande pourquoi la malade, qui ne ressentait aucune douleur, avait pris du salicylate.

Le 7. Nouvelle prise de 2 gr. Dans la nuit du 7 au 8, la perte de sang commence à devenir plus abondante et augmente d'intensité le matin.

Le 8. La malade ressentant de violents maux de tête, supprime, toujours d'elle-même, la médication salicylée et est forcée de s'aliter. Le lendemain, la perte est considérable et continue ; mais la malade, loin de garder le lit, se lève pour aller passer la soirée au théâtre. Aussi, dans la nuit, l'hémorrhagie redouble de violence et s'accompagne de malaises.

Le 10. La malade se décide à se faire transporter chez M. Bucquoy, qui, après un interrogatoire très minutieux, pratique le toucher vaginal *dont le résultat est négatif.* Il parle de combattre cette hémorrhagie par des injections d'ergotine ; mais, devant l'opposition faite par la malade, il se décide à lui donner la solution d'ergotine d'Ivon, 10 gouttes en deux fois dans la soirée. Au sortir du cabinet du docteur, au lieu de rentrer dans son domicile, la malade fait plusieurs courses en voiture.

Le soir, elle est abattue, anéantie, et prend ses deux doses d'ergotine. Les pertes sont toujours très considérables.

Le lendemain, la malade se lève comme d'habitude, vaque à ses occupations, et, après déjeuner, a une syncope. Les pertes vont toujours en augmentant.

Le 12. L'hémorrhagie est tellemeut abondante, qu'elle est continue ; la malade est forcée de s'aliter dans l'après-midi et mande M. Bucquoy, qui prescrit la liqueur hémostatique de Léchelle. A la suite de cette prescription, il y a ralentissement dans l'écoulement, mais ces progrès sont peu sensibles, car les doses de la liqueur n'ont pas été administrées en quantité suffisante. Aussi sont-elles augmentées et données à des intervalles plus rapprochés.

Le 14. La liqueur a produit son effet. L'écoulement est moins abondant et moins épais; la couleur du sang est moins foncée. La malade garde toujours le lit; elle est très affaiblie.

Cette ménorrhagie a duré jusqu'au 19 juillet. Dans l'intervalle, c'est-à-dire du 14 au 19, on a été forcé de faire usage de glace; et c'est à la suite de cette dernière application, que la perte a totalement disparu.

Bien que, depuis, M. Bucquoy ait constaté chez sa malade l'existence d'un polype fibreux de l'utérus, j'ai laissé l'observation à cette place parce qu'elle a été le point de départ de cette partie de la thèse.

OBSERVATION VI (personnelle).

La nommée A. G..., couturière, âgée de 27 ans, mariée depuis douze ans, est rhumatisante et névropathe. A chaque époque menstruelle, ses règles arrivaient avec tout le cortège des symptômes propres à la dysménorrhée, et ne duraient en général que trois jours.

Le 1ᵉʳ août 1882, vers cinq heures du soir, nous fûmes mandé par la malade, qui ressentait de violentes douleurs dans le bas-ventre. A notre arrivée, elle nous dit qu'elle était à l'époque de ses règles, et que toutes les fois que celles-ci étaient sur le point de venir, elle ressentait dans le ventre des douleurs intolérables. Nous portâmes le diagnostic de dysménorrhée et prescrivîmes une potion de 4 gr. de salicylate de soude pour 125 gr. d'eau de menthe.

Le lendemain matin, quand nous allâmes revoir notre malade, nous la trouvâmes plus calme que la veille. Elle nous dit que les douleurs avaient disparu peu de temps après qu'elle eut pris quelques cuillerées de la potion; que ne souffrant plus, elle n'avait pas jugé à propos de continuer le médicament.

Le 4. Dans la soirée, la malade éprouva de nouveau des douleurs abdominales, et, comme une première fois, elle s'etait bien trouvée de la potion que nous lui avions prescrite, elle supposa qu'en en prenant derechef, elle éprouverait du soulagement. Elle ne fut pas trompée dans son espérance, et, craignant que les douleurs ne reparussent, elle continua jusqu'au 6, sans demander avis, la potion qu'elle fit renouveler.

Pendant tout ce temps, les règles suivirent leur cours; elles furent même beaucoup plus abondantes, ce qui inquiéta fort la malade, qui nous fit mander une deuxième fois. On supprima le salicylate et, le 8 au matin, les règles avaient disparu.

Un fait digne de fixer notre attention, c'est que, dans les débuts, le sang était pâle et en petite quantité, tandis que, dans les derniers jours, il était très abondant et très rouge. Nous avions, en dernier lieu, eu affaire à une véritable métrorrhagie.

Mais à quoi peut être due cette ménorrhagie? Comment les salicylés peuvent-ils produire des accidents, qui parfois deviennent inquiétants pour le médecin, comme dans l'observation V ?

Il y a longtemps déjà, dès 1877, qu'on a mis sur le compte des salicylés la production d'hémorrhagies dans le cours de certaines maladies, où on avait administré le médicament. L'on sait en effet que le sang subit des modifications, au point de vue de sa qualité, sous l'influence de la médication. Il devient plus fluide, perd ses propriétés physiologiques, et, filtrant à travers les vaisseaux et les muqueuses, vient produire des hémorrhagies. C'est pour cela, du reste, qu'on avait conseillé de ne pas l'administrer dans la fièvre typhoïde.

On ne doit donc nullement être surpris de cet accident, car on sait fort bien que la circulation est troublée par l'administration des composés salicylés. A doses moyennes, la composition du sang est modifiée,
mais de plus la pression intra-vasculaire sanguine s'é-
lève et en même temps les contractions cardiaques
deviennent plus fréquentes et plus énergiques. Or, ce
sont là des causes d'hémorrhagie dans les différentes
régions de l'organisme, et bien évidemment dans l'utérus à la période menstruelle.

Le premier cas d'hémorrhagie fut signalé par Gubler
à la Société des hôpitaux, en 1877, c'était une hématurie. Vers la même époque, Léonhardi Aster signalait un
cas semblable. Depuis, nombre d'auteurs ont cité des
hémorrhagies dans d'autres organes. Ainsi, le D' Wattelet rapporte le cas d'un de ses malades, qui, après
avoir pris du salicylate de soude, avait eu des crache-
ments de sang qui durèrent 24 heures et furent rempla-
cés par des selles sanglantes très abondantes, qui ame-
nèrent la mort du malade.

Le D' Louis Blondeau a observé dans sa clientèle un
malade, qui, après 15 jours d'usage de salicylate, à la
dose quotidienne de 8 gr., a vu, au milieu de la nuit,
survenir une formidable épistaxis nasale, qui jeta le
malade dans une profonde anémie et ne put être arrêtée
que par le tamponnement associé au perchlorure de
fer.

Le D' Lahalle, dans ses recherches de physiologie, a
constaté plusieurs fois, à l'autopsie des animaux soumis
à l'expérience, la congestion de divers organes. Ainsi,
une injection intra-veineuse de 4 gr. de salicylate est

faite à un chien de 5 kilog. 700 gr. L'animal meurt 2 heures après. A l'autopsie, on constate la congestion des reins. La substance rénale est partout rouge comme du sang. Sur la muqueuse de la vessie, de petites hémorrhagies. Le sang est très fluide. Le foie et la rate présentent une forte injection sanguine. Dans une autre expérience, une injection intra-veineuse de 2 gr. de salicylate est faite à un chien de 6 kilogr. L'animal meurt. A l'autopsie, on constate que les reins, le foie, la rate sont pleins de sang.

D'autres auteurs, tels que Wolfberg, A. Robin, H. Benjamin, Kummo, ont signalé diverses hémorrhagies survenues pendant le traitement, telles que hémorrhagies vésicales, pharyngées, stomacales, intestinales. Dans l'historique, nous avons déjà fait connaitre les deux cas du D<sup>r</sup> Fischer.

Devant les faits que nous venons de rapporter, faits où l'on voit que le salicylate de soude produit des hémorrhagies, des congestions, comme l'a très bien démontré le professeur G. Sée, la ménorrhagie se trouve tout expliquée. Or, M. le professeur C. Robin décrit dans les termes suivants, le mécanisme de la menstruation : « Le sang transsude à la surface interne de la cavité utérine, le tissu utérin subit des modifications importantes par suite de l'excitation dont il avait été le siège et d'une congestion sanguine très évidente. Or, cette membrane interne est plus épaissie, plus molle, et finit par s'exfolier par parcelles, qui sont éliminées avec le sang. Les glandules de la membrane muqueuse sont plus apparentes. Par suite, les capillaires mis à nu par la desquamation de l'épithélium, ne peuvent plus

opposer à l'effort du sang, que leur mince membrane à
noyau, qui se rompt et livre passage à la rosée sanguine. »

Partant de là, le salicylate rendant le sang fluide, et
amenant une forte congestion utérine lors de la menstruation, produira facilement dans ce cas une hémorrhagie souvent très abondante.

# QUATRIÈME PARTIE

## RECHERCHES SUR LES EFFETS ABORTIFS ATTRIBUÉS AU SALICYLATE DE SOUDE

### A. — CAS SUIVIS D'AVORTEMENT.

Il est enfin un autre accident attribué au salicylate de soude, accident qui, vu sa gravité, mérite d'être étudié en détail. Nous voulons parler de son action sur l'utérus gravide, en un mot, de l'avortement qu'il peut engendrer.

C'est dans une des séances de la Société de thérapeutique, en 1877, séance où M. Gubler faisait justement connaître l'albuminurie transitoire produite par le salicylate, que M. Bucquoy mentionna le 1er cas d'avortement occasionné par cette substance médicamenteuse. Il l'avait observé dans son service à l'hôpital Cochin, quelques mois auparavant. Le fait passa inaperçu ; personne n'y porta l'attention désirée et M. Bucquoy n'insista pas. Il se contenta de le mentionner.

Quelques années plus tard, en 1881, nous fûmes témoins d'un fait du même genre, à l'hôpital Temporaire de la rue des Tournelles, dans le service de M. Hanot. Le premier cas lui était inconnu ; aussi hésita-t-il à se prononcer sur la cause de cette fausse couche, la malade se trouvant dans de très bonnes conditions hygiéniques. Ces deux faits font l'objet des deux observations qui suivent :

OBSERVATION VII (inédite).

Due à l'obligeance de M. le D<sup>r</sup> Bucquoy.

En 1877, au mois de juin, une malade entre dans le service de M. Bucquoy, à l'hôpital Cochin, pour un rhumatisme articulaire aigu généralisé et fort intense. Cette malade était enceinte de six mois ; la grossesse jusqu'à ce jour avait été régulière et sans accident.

La malade fut soumise, dès son entrée, au traitement par le salicylate de soude, pendant quatre jours, à 10 gr. par jour, sans que le rhumatisme parut notablement modifié.

Quelques jours auparavant, deux cas d'avortement ayant eu lieu par l'emploi de l'acide salicylique, chez deux femmes enceintes de la Maternité de Cochin, le salicylate fut supprimé.

Le médicament avait été fort bien supporté. On avait cependant remarqué que le premier jour les mouvements du fœtus étaient plus violents, et gênaient davantage la malade.

Le lendemain de la suppression du salicylate, on constatait nettement les battements du cœur du fœtus et, la nuit suivante, sans autre cause appréciable que la médication salicylée, la malade faisait fausse couche.

OBSERVATION VIII (M. Hanot).

Le 28 décembre 1880, entrait dans le service de M. Hanot, à l'hôpital Temporaire de la rue des Tournelles, une jeune fille, âgée de 29 ans, Noémie G.... Elle était brune, fortement musclée, d'apparence très robuste. Elle a quitté son pays vers le milieu de décembre. Elle nous dit que depuis quelques jours elle souffrait du genou gauche. Depuis le 26 décembre, surtout, les douleurs étaient devenues des plus vives, à ce point qu'elle ne pouvait plus imprimer à sa jambe le moindre mouvement. Jusque-là, sa santé avait toujours été parfaite; dans les antécédents, soit héréditaires, soit personnels, nul indice de prédisposition rhumatismale.

Le genou gauche est tuméfié; à son niveau, le tégument externe présente une teinte rose assez vive. La moindre pression arrache des cris à la malade, surtout si on presse les faces latérales et postérieures de l'articulation. Les diverses autres articulations ne sont nullement douloureuses. Il y a de la fièvre, de l'anorexie. En présence de ce rhumatisme monoarticulaire, nous avons recherché avec soin, si la malade ne se trouvait pas dans quelqu'une de ces circonstances pathologiques, où le rhumatisme articulaire aigu revêt de préférence la forme monoarticulaire. Point de traces de blennorrhagie. Les règles auraient apparu le mois précédent au terme habituel; donc point de grossesse supposable. De fait, il est impossible de noter, soit au toucher, soit au palper, une augmentation appréciable du volume de l'utérus. La raison pour laquelle le rhumatisme se localisait ainsi à une seule jointure, cette condition pathogénique échappait.

On prescrivit 4 gr. de salicylate de soude.

30 décembre. La situation ne s'est point modifiée. Le matin, T. R. 38°,4, P. 92. Le soir, T. R. 38°,6, P. 112.

On prescrit encore 4 gr. de salicylate de soude.

Le 31. Au matin, vers 11 heures, on vint nous prévenir dans une salle que Noémie G., qui avait déclaré que ses règles avaient apparu dans la nuit, était prise de métrorrhagie abondante. Pendant deux heures, la malade expulsa une grande quantité de caillots; à partir de 1 h. l'écoulement fut à peine marqué.

Toujours préoccupé de la pathogénie de ce rhumatisme si nettement monoarticulaire, nous recueillîmes tous les caillots, les lavâmes avec soin. Ils contenaient un fœtus ayant plus de 1 centim. de long, et, auquel, après examen sérieux, on doit attribuer de 1 mois à 6 semaines d'existence.

Le matin, T. R. 38°,2, P. 92. Le soir, T. R. 39°,2, P. 116.

On supprime le salicylate.'

OBSERVATION IX (inédite).

Due à l'obligeance de M. le D<sup>r</sup> Hutinel.

Le 16 avril 1882, lentrait dans le service de [M. Hutinel, à l'Hôtel-Dieu annexe, salle Saint-Landry, une jeune fille, âgée de 26 ans, Elisabeth B... Elle était enceinte de 8 mois et souffrait de douleurs articulaires, qui, par leur violence, ne lui laissaient pas de repos.

A son entrée, on trouve les déterminations rhumatismales, ayant leur maximum d'intensité dans les gaines synoviales du poignet, principalement du côté droit. Les épaules et les coudes sont endoloris ; il en est de même des genoux et des cou-de-pieds.

Grossesse normale. On entend nettement les bruits fœtaux sur la ligne ilio-ombilicale dans la fosse iliaque gauche. Col entr'ouvert et ramolli.

Pendant les premiers jours, on prescrit un traitement purement local : baume tranquille et pansement ouaté sur les articulations douloureuses. Ce traitement n'est suivi d'aucune amélioration.

Le 19. Les douleurs devenant intolérables, on prescrit 1 gr. 50 de sulfate de quinine, qu'on renouvelle le lendemain. Pas d'amélioration. La malade est toujours en proie aux souffrances les plus vives ; elle ne peut goûter une seule minute de repos. Les nuits sont sans sommeil. M. Hutinel hésitait à lui administrer le salicylate de soude, en connaissant les propriétés abortives.

Mais, devant la persistance des douleurs, et voyant que l'état de la malade s'aggrave de jour en jour, il se décide, le 21, à lui donner le salicylate de soude, à la dose de 6 gr. à prendre en trois fois dans les vingt-quatre heures.

Dès le deuxième paquet, la malade est moins agitée, mais elle commence à ressentir de vives coliques. Le reste du médicament n'est pas administré. Le soir, les douleurs rhumatismales ont complètement disparu. Les coliques persistent toujours.

Le 22. A la visite du matin, on examine la malade et par le toucher vaginal, on sent la tête au détroit supérieur. A 1 heure de l'après-midi, le fœtus qui s'est présenté par le sommet, est projeté en quelque sorte au dehors, sans que l'accouchement ait présenté rien d'anormal.

La délivrance, faite par l'interne de garde, a été assez difficile, l'utérus s'étant contracté sur le placenta, en produisant une sorte d'enchatonnement de celui-ci. Ce n'est que par des tractions douces et prolongées et au bout d'un temps assez long, que le délivre a pu être expulsé. L'enfant reste insensible ; on ne peut par aucun moyen le rappeler à la vie.

Le lendemain, la mère se trouve bien. Pas de fièvre.

Deux jours après, les lochies deviennent fétides ; on prescrit des injections phéniquées. Dans la journée, le ventre augmente de volume, des frissons apparaissent.

Notons, en passant, que l'accouchement s'est fait dans de très mauvaises conditions, la malade, dès les premières douleurs, n'ayant pu être transportée au Nouvel Hôtel-Dieu. Elle se trouvait placée dans une salle où règnent continuellement des odeurs fétides et où, quelques jours auparavant, avaient eu lieu quelques cas d'infection puerpérale, venus du dehors.

La malade succombe, quelques jours plus tard, aux suites d'une péritonite généralisée.

### OBSERVATION X (inédite).

Recueillie dans le service de M. le professeur G. Sée, grâce à l'obligeance et aux indications de M. le Dr Talamon, chef de clinique.

Le 27 janvier 1883, la nommée P. Marthe, âgée de 24 ans, entrait à l'Hôtel-Dieu, pour un rhumatisme articulaire aigu et généralisé. La malade était enceinte de trois mois et demi. Pas d'antécédents héréditaires; pas d'antécédents personnels. L'épaule droite, le coude et le cou-de-pied du même côté étaient très tuméfiés et très douloureux. Le moindre mouvement faisait jeter des cris à la malade. On prescrit une potion de 6 gr. de salicylate de soude.

Huit jours après, la tuméfaction et la douleur ont disparu des diverses articulations atteintes ; mais la maladie, probablement sous l'influence de la grossesse, s'est localisée au genou droit, qui devient très tuméfié et très douloureux. Continuation du traitement.

Le 1er mars, sous un prétexte quelconque, la malade quitte le service.

Le 11. Elle rentre de nouveau, souffrant toujours de son genou, qui est plus tuméfié. Prescription de 6 gr. de salicylate de soude.

Le 17. La douleur du genou a disparu ; ce dernier n'en reste pas moins gonflé. On supprime alors le salicylate, mais, par mégarde, la prescription n'est pas effacée sur le cahier de visite, de sorte que la malade continua quand même à prendre son médicament.

Le 18 avril. La malade se sentant anéantie, ayant de la surdité et de l'affaiblissement de la vue, se plaignit à M. Talamon, qui fut tout étonné d'apprendre que la malade prenait toujours du salicylate, alors qu'il l'avait supprimé depuis longtemps. La prescription fut effacée, l'ingestion salicylée supprimée effectivement et tous les phénomènes nerveux disparurent avec rapidité.

Le 25. La malade, qui n'avait pas quitté le lit depuis sa rentrée à l'hôpital, faisait une fausse couche.

L'enfant avait la peau de couleur brun foncé. On pouvait en certains endroits l'enlever par lambeaux. La mort paraissait remonter à un mois environ. La malade dit, en effet, qu'elle avait cessé de sentir les mouvements du fœtus vers le 20 mars.

En somme, voilà une malade qui, pendant deux mois, a pris du salicylate de soude, à la dose de 6 gr. par jour. Sans sortir de son lit, elle a fait une fausse couche, qu'on ne peut guère mettre que sur le compte du médicament. Celui-ci a dû agir par intoxication aussi bien sur le fœtus que sur la mère, sans doute même avec plus d'énergie sur le premier.

En effet, le fœtus non seulement reçoit par la circulation maternelle, une quantité de salicylate considérable, mais il baigne dans le liquide amniotique, qui, comme toutes les humeurs de l'organisme maternel (liquide céphalo-rachidien, synovie, etc...), est naturellement saturé de salicylate de soude. Il se trouve donc en contact anormal avec une substance qui peut contribuer à lui donner la mort.

Aussi, après avoir lu les observations ci-dessus, on peut faire deux objections : L'avortement ne s'est-il pas produit sous l'influence de la température maternelle ? On sait en effet que l'élévation de la température maternelle exerce une influence nocive sur le produit de la conception. « Dès 1830, dit M. le D$^r$ Charpentier, ce point soulevé par Hohl, fut mis en pleine lumière par Kaminsky (1866), Winckel (1869), Rnge (1877). Ce dernier conclut de diverses expériences que le fœtus mourait par le fait seul de la température maternelle ; — que cette température, quand elle arrivait à 41,°5, ne durât-elle que quelques instants, était constamment mortelle pour le fœtus. » Or, en est-il de même dans les observations que nous avons reproduites? On voit, par exemple, dans l'observation VIII, la température ne s'élever qu'à 38°,6 et non à 41°. Et puis la température serait-elle montée à 40°, 41°, il ne s'en suit nécessairement pas que l'avortement aurait eu lieu. Témoins les deux faits qui suivent :

### OBSERVATION XI (Martinet).

La nommée Chauveau, 32 ans, entre pour une fièvre typhoïde, à l'hôpital Laribo'sière, dans le service de M. le D^r Siredey. La malade est enceinte de six mois et demi. Fièvre grave ; la température monte jusqu'à 40°,8 40°,6 et 41°. Pendant cinq jours ensuite, elle oscille autour de 40°. Il se produit, le treizième et le quatorzième jour, deux hémorrhagies intestinales abondantes. Enfin, elle a pris, dix jours de suite, 1 gr. de sulfate de quinine, et on lui a fait deux injections souscutanées d'ergotine. Néanmoins, elle mène sa grossesse à terme et accouche, le 8 décembre, d'un enfant vivant. Elle était complètement guérie de sa fièvre typhoïde, depuis le 15 novembre.

### OBSERVATION XII (inédite.)

#### Due à l'obligeance de notre ami, le D^r Malherbe.

Le 9 avril dernier, je fus prié d'aller voir M^me C..., âgée de 30 ans environ, qu'on me disait sur le point de mourir.

A mon arrivée, je constatai une dyspnée intense, avec de la cyanose des extrémités; de plus, il y avait de l'orthopnée, dès qu'on mettait la malade sur son séant.

A l'auscultation, souffle tubaire siégeant dans la fosse sous-épineuse droite; râles sous-crépitants très marqués sous l'aisselle et dans tout le tiers supérieur du poumon droit; quelques râles sibilants disséminés à gauche. Crachats compactes, adhérents au vase. Température, 41°,4. Pouls, 120. Je diagnostique une pneumonie du sommet.

M^me C..., enceinte de trois mois, était malade depuis quatre jours.

En présence des phénomènes d'oppression qui allaient emporter la malade, je n'hésitai pas, séance tenante, à faire, malgré la grossesse, une saignée de 400 gr.

La malade se sentit soulagée instantanément, et la dyspnée diminua d'une façon notable. Le soir, nouvelle saignée de 200 gr.

La température reste élevée jusqu'au 14 avril. Elle oscille entre 40°,5 et 39°,8.

La défervescence commença le 15 avril pour finir le 17. La malade entre alors en convalescence et est complètement guérie le 28, où elle part pour son pays.

Malgré l'élévation de la température, qui, durant six jours, reste vers 40°, malgré les émissions sanguines (600 grammes dans une journée), la malade n'avorte pas et la grossesse suit son cours régulier.

Ces deux observations sont intéressantes à plus d'un titre. On voit par exemple dans l'observation XI que la température élevée de la mère n'a pas amené l'avortement ; de plus, la malade a pris du sulfate de quinine qui n'a rien occasionné, et en outre on lui a fait deux injections d'ergotine. Or, ce dernier médicament, qui d'ordinaire fait entrer en jeu presque immédiatement la contractilité des fibres de l'utérus, n'a point amené de fausse couche.

Dans l'observation XII, il en est de même ; ni l'élévation de la température, ni la saignée n'ont empêché la grossesse de suivre son cours. On ne peut donc pas incriminer la température, et dans les cas que nous avons cités, ce facteur étant éliminé, il ne reste que le médicament sur le compte duquel on puisse mettre l'avortement.

La 2ᵉ objection est celle-ci : « Le rhumatisme articulaire aigu a pu à lui seul produire l'avortement, le médicament n'est pour rien dans cet accident. » Les auteurs ne mentionnent rien de pareil. Ni Grisolle, ni Lorrain, ni M. Jaccoud n'en parlent dans leurs ouvrages. Une seule thèse a été faite sur ce sujet, c'est celle du D\ Tison, d'après lequel : « La grossesse poursuit son cours d'une façon normale et nous n'avons pas vu l'affection articulaire amener l'avortement. »

Mais ici se présente un point très délicat. Si le salicylate amène l'avortement, comment le médicament peut-il bien agir pour produire ce résultat ? Est-ce sur l'utérus qu'il va exercer directement son influence ? That it is question, comme diraient les Anglais. Aussi plusieurs théories se présentent-elles à nous pour résoudre ce problème. Et d'abord, nous voyons M. le D\ Dixneuf, s'exprimer comme il suit dans le passage de sa thèse où il signale le cas de M. Bucquoy : « Toutefois, si l'on songe à la grande susceptibilité de la femme en général, et de la femme enceinte en particulier, on pourra peut-être bien expliquer cette action abortive. »

Le D\ Homolle, dans son article Rhumatisme du dictionnaire, explique ainsi les accidents qui surviennent à la suite de l'administration des salicylés : « Tous les accidents, dit cet auteur, qui surviendraient par suite de l'administration du salicylate de soude, seraient de véritables phénomènes d'intoxication, ayant pour cause l'élimination imparfaite et l'accumulation du principe médicamenteux. Il faut donc s'assurer si les reins, si l'intestin fonctionnent d'une manière régulière chez tout malade à qui on fait prendre des doses élevées de salicylate. » Et plus loin. « Il n'en n'est pas toujours ainsi, et dans certains cas, la médication paraît exercer une action perturbatrice et non toxique. » D'où il conclut : « Qu'il faut d'après les faits allégués contre la médication, être prudent dans son emploi, crainte qu'il ne produise une perturbation nerveuse ; l'utérus pendant la grossesse, étant un centre d'excitations continuelles. » Et le D<sup>r</sup> Huber, s'inspirant des idées de ses devanciers : « Le salicylate, dit-il dans sa thèse inaugurale, s'accumulant dans l'économie, même en dehors de toute lésion rénale, il est prudent d'interroger les urines à l'aide du perchlorure de fer, pour s'assurer de l'élimination du médicament. Si cette élimination ne se fait pas, suspendre le médicament. » Ces deux auteurs, comme on peut le voir, font reposer leurs théories sur celle de l'accumulation des doses de Gubler, dont nous avons dit quelques mots plus haut.

Il est une autre théorie qui a beaucoup de valeur, c'est la suivante : « L'albuminurie, pendant la grossesse, dit le D<sup>r</sup> Charpentier, est une cause fréquente d'avortement et d'accouchement prématuré. Elle est consécutive à une lésion temporaire ou permanente des reins. » Cassin, s'exprime sur son compte de la manière suivante : » « La grossesse crée un ensemble de conditions propres à favoriser le passage de l'albumine dans l'urine. » Dumas dit de son côté : « La grossesse est une cause prédisposante d'albuminurie, par les troubles des divers organes qui l'accompagnent; par les modifications qualitatives et quantitatives du sang, qui en sont la conséquence ; par la congestion des divers organes que cet état du sang entraîne fréquemment. La femme pendant la grossesse, est en imminence d'albuminurie. La grossesse est encore une

cause efficiente d'abuminurie, par les relations fonction-
nelles qui existent entre l'utérus et le rein. »

Ainsi donc l'albuminurie peut produire l'avortement,
que cette albuminurie soit préexistante ou non à la grossesse. Or, nous avons vu plus haut, que Gubler avait
signalé à la Société des hôpitaux la production par le
salicylate d'une albuminurie persistant tout le temps
que le médicament était administré et disparaissant en-
ensuite peu à peu. Depuis, ce même fait a été signalé
par plusieurs auteurs. Baëltz dit avoir observé de nom-
breux cas d'albuminurie et même des néphrites consécutives à l'injestion des salicylés. Le D$^r$ Dixneuf, rapporte
l'observation suivante qui lui fut communiquée par
M. Dreyfus-Brisac.

OBSERVATION XIII (Th. de Dixneuf).

Un malade entre au mois de septembre 1877, dans le service de
M. Gubler. Depuis cinq jours, douleurs articulaires aux membres infé-
rieurs. Fièvre légère.

Au 1$^{er}$ octobre, les urines du matin sont légèrement hémaphéiques,
non albumineuses. Douleurs vives. On prescrit 6 grammes de salicylate de soude.

Le 2. Les douleurs continuent. Nouvelle dose de médicament.

Le 3. Les douleurs sont supportables. Même traitement.

Le 4. Pas de douleurs. Albumine dans les urines. Suppression du
traitement.

Le 5. Albumine.

Le 6. Léger dépôt.

Le 7. Pas d'albumine.

Le 8. La malade sort guérie.

Le D$^r$ Lahalle, faisant en 1879 des expériences sur les
propriétés des salicylés, a trouvé presque toujours l'a-
bumine dans les urines des animaux en observation.

Ainsi donc, le salicylate, produisant parfois l'albuminurie peut très bien occasionner l'avortement comme il
résulte de ce que nous venons de rapporter.

Enfin, il est une autre théorie qui résulte des recherches que le D$^r$ Porak, en 1877, a entreprises à la Maternité de Cochin. Le but de son travail, était d'étudier le
passage de plusieurs substances médicamenteuses à travers le placenta. L'idée première lui fut suggérée par
un mémoire du D$^r$ Bénicke qui, en Allemagne avait recherché les lois du passage de l'acide salicylique à travers le placenta.

Or, voici ce que nous fait connaître le D$^r$ Porak :
« L'acide salicylique et le salicylate de soude, à la dose
de 40 centigrammes passent à travers le placenta ; en
20 minutes ce passage est effectué ; au delà de 30 minutes et à une dose de plus de 40 centigrammes ce passage
s'effectue toujours. Dans deux cas, le salicylate ayant
été donné à la dose de 1 gramme, un mois avant l'accouchement, les deux fois il y avait du méconium dans
les eaux de l'amnios. D'où sa conclusion : Je ne crois
pas que ce médicament soit exempt de gravité. Et en effet dans l'observation suivante, 3 grammes de salicylate
de soude ont été administrés avant l'accouchement et,
près de deux heures après, on était obligé d'appliquer le
forceps. L'enfant n'avait que sept mois.

OBSERVATION XIV (inédite).

Due à l'obligeance de M. le D$^r$ Porak.

Le 11 octobre, dans la soirée, entre à l'hôpital Cochin la nommée
G..., âgée de 43 ans, enceinte pour la seconde fois. La malade ignorait
la date de la dernière apparition de ses règles, d'où difficulté de bien
préciser l'âge de sa grossesse.

Le 12 octobre, à dix heures du soir, on donne 3 grammes de salicy-late à la malade. Une heure un quart après, s'effectuait spontanément la rupture des membranes et, à onze heures cinquante, on était forcé d'appliquer le forceps dont le résulat fut la mise au monde d'une fille âgée de sept mois.

Dans l'observation suivante on pourra voir que le salicylate exerce une certaine action sur le fœtus, et que pour nous servir de l'expression de M. Porak, il n'est pas exempt de gravité.

OBSERVATION XV (inédite).

Due à l'obligeance de M. le D<sup>r</sup> Porak.

Une femme âgée de 41 ans, enceinte pour la huitième fois, entre à la Maternité de Cochin, le 2 avril 1877. Dès le jour de son entrée, on lui administre 1 gramme d'acide salicylique qu'on continua à la même dose le 3 et le 4.

Le 5. La dose est portée à 1 gr. 50. Quelque temps après la prise du médicament, la malade dit qu'elle sent son enfant remuer bien plus fort.

Le 6 et le 7. La dose est diminuée et portée à 1 gr. 12. Le 7, après avoir pris son acide, la malade dit que son enfant ne remue plus. Aussi le 8, supprime-t-on le médicament. Mais ce même jour on constate un bruit de souffle intense au deuxième temps; ce bruit s'entend sur tout le côté droit de l'abdomen, aux mêmes points que le bruit du cœur fœtal.

Le lendemain 9, l'acide n'est pas administré, et le 10, les bruits de souffle ont disparu. On perçoit en outre quelques mouvements de l'enfant qu'on ne percevait plus depuis le 8.

Le 11. Nouvelle administration de 1 gr. 50 d'acide.

Le 12. La malade dit qu'elle a de nouveau senti son enfant remuer après la prise du médicament.

Comme on peut le voir par les deux observations prédentes et par l'observation VII, il est probable que les salicylés exercent une action nocive sur le fœtus.

Or, étant donné le résultat des recherches de M. Porak, étant donnée l'influence que le médicament exerce sur le fœtus et les hémorrhagies qu'il peut engendrer, on pourrait, ce nous semble, donner une autre explication rationnelle de son action oxytocique. Ne serait-il pas possible en effet de chercher une raison de l'avortement dans la congestion active de l'utérus ? Car les congestions, comme nous l'enseigne Jacquemier, excitent l'utérus à se contracter anormalement et déterminent fréquemment des épanchements, des extravasations sanguines entre l'utérus et le placenta par la rupture de quelques vaisseaux utéro-placentaires. L'observation démontre que c'est par la rupture des vaisseaux qui vont de l'utérus au placenta ou à la caduque, que se fait l'extravasation sanguine dans les hémorragies qui ont lieu pendant la grossesse. En effet, dans un grand nombre d'avortements, le phénomène primitif et déterminant est l'imminence d'une hémorrhagie. Ainsi en admettant cette dernière explication l'avortement serait encore plus compréhensible.

Enfin, les premiers effets du salicylate de soude fournissent encore une explication de l'action abortive possible de ce médicament. Au début de son action en effet, le salicytate de soude comme l'ont montré MM. Bochefontaine et Blanchier, stimule la substance grise nerveuse centrale. Il peut donc aussi exciter les origines des nerfs utérins dans la moelle épinière et provoquer des contractions.

## B. — Cas dans lesquels on n'a observé aucun effet abortif.

Mais, est-il réellement vrai que la médication salicylée produise ordinairement l'avortement? Nous n'osons nous prononcer pour l'affirmative, car, si dans les quelques faits reproduits dans les observations VII, VIII, IX et X, on peut croire que l'avortement a été causé par le salicylate, il est d'autres cas, dans lesquels ce même médicament n'a produit aucun accident du même genre. Ces faits sont les suivants :

OBSERVATION XVI (Dr Bosisio).

V. Giacomina de Brescia, 37 ans, mariée, entre à l'hôpital le 22 juin 1876. Depuis cinq jours, elle a de la fièvre et une violente douleur dans le poignet droit, le genou et le pied, avec tuméfaction et chaleur de ces parties. Elle est enceinte de trois mois. Langue saburrale, rouge sur les bords. Soif vive. Dyspnée. Les battements du cœur sont précipités, 100 P., 20 R. T. 38°,8. Urines denses avec sédiments d'urates. On lui administre l'acide salicylique en une seule prise, selon l'usage Pour boisson; infusion de tilleul et glace.

Le 27. On constate une amélioration très sensible de la douleur, de la fièvre et des autres symptômes.

Nous nous attendions à la disparition de la fièvre; mais le 28, on la trouve à 36°,4. Toujours dyspnée, céphalalgie intense, et exacerbation de la douleur des articulations. Nous pratiquons alors une saignée que nous répétons le 29, en continuant toujours l'usage de l'acide.

7 septembre. N'obtenant pas de résultat avec la médication salicylée (la malade ayant pris 72 gr. du médicament), nous en suspendîmes l'emploi et donnâmes un autre remède pour combattre la maladie.

Pendant tout ce temps, la grossesse avait suivi son cours normal.

Le 17. La malade sort guérie, sans autres douleurs ou inconvénients que ceux qui avaient trait à son état de grossesse.

Par conséquent, la malade gravide a pris journelle-
ment, pendant quinze jours 4 grammes d'acide salicylique sans que sa grossesse paraisse avoir été troublée.

OBSERVATION XVII (inédite).

Due à l'obligeance de M. le D<sup>r</sup> Porak.

Le 20 mai 1877, entre à Lourcine, salle Sainte-Marie, une malade
enceinte et non syphilitique, souffrant de douleurs rhumatismales. On
lui administre 1 gr. d'acide salicylique, qu'on continue pendant plusieurs jours. Peu à peu, les douleurs disparaissent, et la grossesse ar-
rive à terme, sans aucun accident.

M. le D<sup>r</sup> Charpentier, agrégé de la Faculté, à qui nous
avions communiqué le sujet de notre travail, nous fait
part quelques jours après, des deux faits suivants, dans
lesquels on a prescrit une dose plus considérable de
médicament.

OBSERVATION XVIII (communication orale).

Mandé un jour par une de ses clientes, qui ressentait de violentes
douleurs au niveau de la région lombaire, M. Charpentier constate une
inflammation de la symphyse. La malade ayant eu dans le temps quelques douleurs articulaires, il supposa que cette inflammation était de
nature rhumatismale, et lui administra 4 gr. de salicylate de soude
dans une potion alcoolique. La malade était enceinte de 8 mois. Le
médicament fut continué pendant trois jours ; les douleurs disparurent
et la grossesse suivit son cours normal.

OBSERVATION XIX (communication orale).

Appelé quelques mois plus tard, auprès d'une autre de ses clientes,
enceinte de 5 mois, qui souffrait horriblement dans la région lombaire
et pubienne, M. Charpentier diagnostique une inflammation de toutes
les symphyses. Ne sachant quelle en était l'origine, si cette inflamma-

tion dépendait de la grossesse ou si elle était de nature rhumatismale, il prescrit une potion de 4 gr. de salicylate. La malade fut surprise du résultat obtenu, car les douleurs disparurent dès le lendemain. Aussi, enchantée de cette cure merveilleuse, elle voulut continuer le traitement deux jours de plus. Elle prit en tout 16 gr. de salicylate, sans que sa grossesse éprouvât la moindre perturbation de la part du médicament.

OBSERVATION XX (inédite).

Due à l'obligeance de M. le D<sup>r</sup> Verrier.

M<sup>me</sup> D., âgée de 19 ans, étant enceinte de quatre mois, contracte la syphilis. Elle vient me consulter en mars 1883 ; elle est à ce moment en pleine période d'accidents secondaires. De nombreuses syphilides couvrent les cuisses, la poitrine et l'abdomen.

On constate chez notre malade tous les signes de la grossesse, sauf les mouvements actifs et les bruits du cœur qu'on ne perçoit pas encore.

Comme traitement : protoiodure en pilules, à commencer par 2 centigrammes matin et soir.

Le 6 avril suivant, M<sup>me</sup> D., étant en course, est surprise par la pluie et rentre chez elle mouillée et refroidie. Le 7, elle ressent des douleurs dans tous les membres, marche courbée en deux; le cou, l'articulation tibio-tarsienne gauche et le poignet droit sont particulièrement affectés. T. 39°,1 ; P. 96. Je diagnostique : rhumatisme articulaire aigu, sous l'influence d'un refroidissement. Traitement : suppression du protoiodure, purgatif et 2 gr. de salicylate de soude par jour. Liniment chloroformo-laudanisé avec ouate sur les articulations malades.

Le 9. Même état local. Douleurs un peu moins vives. Le gonflement articulaire persiste toujours. Le poignet gauche est pris.

La malade a senti remuer son enfant. Je n'entends pas les bruits du cœur; mais je constate les mouvements actifs. Le fond de l'utérus est à deux travers de doigt au-dessous de l'ombilic.

La malade ayant vomi le purgatif, nous prescrivons un lavement purgatif et 4 gr. de salicylate de soude.

Le 10. Même état local, les doigts se prennent de même que le pied droit. Le gonflement a diminué ; l'articulation du maxillaire inférieur est gonflée et douloureuse. M<sup>me</sup> D. ne peut ouvrir la bouche, l'haleine est fétide. T. 38°,9 ; P. 96. La malade ne prend que des bouillons et sa solution. Je porte cette dernière à 6 gr.

Le 12. P. 120, T. 39°,6. Chaleur plus forte au niveau des articulations malades. La malade se plaint de ne plus sentir remuer son enfant. Justement alarmé et ne sentant plus moi-même les mouvements actifs, je recherche les bruits du cœur que j'entends réguliers, mais très faibles. 1 verre d'Eau royale Hongroise et 4 gr. de salicylate.

Le 14. P. 100, T. 39°. Amélioration locale, sauf pour les articulations temporo-maxillaire et tibio-tarsienne gauches, toujours gonflées et douloureuses. On ne perçoit pas les mouvements actifs. Pas de signes de la mort du fœtus. 2 gr. de salicylate.

Le 17. P. 96, T. 38°,6. Amélioration générale et locale. La malade demande à manger. On lui donne des potages. On ne perçoit pas de mouvements actifs du fœtus, quoique la malade croie sentir remuer son enfant.

Le 21. Le mieux s'accentue. P. 88, T. 38°,2. Pas d'engorgement des ganglions post cervicaux, quoique la malade eût des croûtes dans les cheveux.

N'étant pas très sûr que ce rhumatisme ne fût pas sous la dépendance de la syphilis, je remis la malade au traitement mercuriel. Toujours 2 gr. de salicylate.

Je ne craignais plus rien au sujet de l'avortement ; quelques contractions qui étaient survenues, le 12 avril, avaient cessé par l'usage de lavements laudanisés.

Le 24. On sent de nouveau les mouvements actifs.

Le 28. Suppression du salicylate, car la malade est en pleine convalescence.


Ainsi, comme on a pu le voir, par les observations que nous avons rapportées ci-dessus, le salicylate semble dans certains cas produire l'avortement ; dans d'autres, au contraire, les résultats sont négatifs. En comparant ce dernier médicament au sulfate de quinine, on voit qu'il a plus d'un point de ressemblance. Ce dernier, en effet, est considéré par certains médecins comme abortif ; d'autres, au contraire, ne veulent pas lui reconnaître cette propriété. Ainsi, Cazeaux, dans son traité d'accouchements, cite plusieurs cas, où il affirme la possibilité de l'avortement à la suite de l'administration du sulfate de quinine ; puis se basant sur quelques faits de sa pratique, il se prononce pour la négative.

Le Dʳ Cauterman, exerçant dans les Flandres, a vu des cas où le sel quinique a produit l'avortement et d'autres où il n'a rien fait. Par suite, pour ces médecins, tantôt le sulfate de quinine est abortif, tantôt il ne l'est pas.

D'autres, au contraire, se prononcent nettement pour l'affirmative. De ce nombre sont : Walraven de Lamswaarde, qui n'a vu l'avortement que dans les premiers et derniers mois de la grossesse et chez des femmes de constitution sanguine; les Dʳˢ Landmann, Simon Thomas, Lewis A. Sayre de New-York, Duboué (de Pau), Rabuteau.

Cazeaux, comme nous l'avons vu plus haut, ne partage pas cette manière de voir; pour lui, le quinine n'est pas abortif. Le Dʳ C. Bazin, exerçant dans les marais de Sceaux, rapporte 16 cas de sa pratique personnelle, où le médicament n'a jamais produit l'accident qu'on lui impute. M. le Dʳ Charpentier, nous a dit avoir très souvent administré le quinine à beaucoup de ses malades en état de grossesse, et n'avoir jamais eu d'accident à déplorer. Le Dʳ Tardieu, chirurgien à l'Hôtel-Dieu de Blois, nous a affirmé un jour que le sulfate de quinine n'était pas abortif, qu'il l'avait souvent prescrit à des femmes enceintes, habitant la Sologne, et n'avait jamais eu aucun avortement.

Des expériences de physiologie ont été faites sur ce sujet par M. Magnin, de Lyon. Les résultats furent négatifs.

Le D^r Porak, a expérimenté le sulfate de quinine. Il a remarqué qu'il passait lentement à travers le placenta, mais n'a jamais eu d'avortement. Il termine en disant qu'on ne doit pas l'employer comme oxytocique. Enfin, dans l'obs. XII, nous voyons que la malade a pris tous les jours 1 gr. de sulfate de quinine, pendant dix jours, et n'a pas avorté.

Par conséquent, tout ce que nous venons de dire de la quinine, n'est-il pas identique à ce que nous avons dit des salicylés ? Ne voyons-nous pas ces deux médicaments, tantôt agir comme abortifs, tantôt n'exercer aucune action ?

Il ne reste donc qu'une hypothèse à émettre pour expliquer ces faits en apparence contradictoires. Si le salicylate produit l'avortement, ce doit être lorsqu'il est donné à doses exagérées, presque toxiques, comme dans l'observation X. Ou bien, ce qui revient au même, lorsqu'il se trouve prescrit aux doses ordinaires, thérapeutiques, à des individus susceptibles, à des femmes prédisposées, à des femmes de constitution sanguine, comme on le voit, par exemple, chez la malade de l'obs. VIII, où l'hypérémie utérine est facilement produite. Si, chez d'autres, au contraire, il ne produit rien, c'est qu'on se trouve en présence d'individus bien portants, non prédisposés, ou même de femmes réfractaires, comme on les appelle, c'est-à-dire de femmes sur lesquelles aucune substance réputée abortive ne peut produire d'effet. On sait que chez certaines femmes, en effet, des coups portés directement sur l'abdomen, même des chutes d'un lieu élevé, ne peuvent amener l'avortement. Tous les médecins, tous les accoucheurs savent

au contraire fort bien que certaines femmes avortent
avec une facilité surprenante, par exemple en faisant un
effort pour soulever les bras. Nous avons, pour notre
part, connu des femmes qui avaient fait tout ce qu'il
était humainement possible de faire pour avorter, et
qui, à bout d'expédients, ne pouvant plus rien trouver
dans l'arsenal pharmaceutique ou empirique, avaient
attendu forcément le jour de leur délivrance. Une
d'elles, entre autres, nous racontait avoir pris, dans le
but d'avorter, de la rue, de la sabine, de l'absinthe pure,
de l'iodure de potassium, de l'apiol et n'avoir rien pu ob-
tenir. Découragée, elle s'était résignée à attendre la fin
de sa grossesse. Sa sœur, nous disait-elle, avait été plus
heureuse. Un jour, se voyant enceinte, et ne voulant
pas que sa famille s'aperçut de son état, elle prit un
grand verre d'absinthe, qui amena l'avortement le sur-
lendemain.

Aussi, afin de nous éclairer davantage sur cette question difficile, nous nous sommes adressé à la physiologie expérimentale. C'est cette recherche qui fera
l'objet du chapitre suivant.

# CINQUIÈME PARTIE

## RECHERCHES EXPERIMENTALES.

Les salicylés ont été étudiés au point de vue expéri-
mental par beaucoup d'auteurs. Plusieurs mémoires,
plusieurs thèses ont été publiés tant en France qu'à
l'étranger pour faire connaître les propriétés de ce médicament. Pour ne donner que les noms des auteurs,
nous citerons : en France, MM. Vulpian, Bochefontaine
et Chabbert, A. Robin, Laborde, Blanchier, Marcus et
Pinet, etc.; en Allemagne, Kolbe, Fürbringer, Schultze,
Wolfberg, Kœhler, Reiss. Néanmoins, il s'en faut de
beaucoup que tout ait été dit sur cette substance; le
sujet est loin d'être épuisé.

Aucun de ces expérimentateurs n'avait fait
porter ses recherches sur l'utérus gravide ou à l'état de
vacuité. Nous avons essayé, non sans une certaine
crainte, de combler cette lacune, et avons entrepris dans
ce but, les expériences nécessaires, au laboratoire de
pathologie expérimentale et comparée de la Faculté de
médecine, avec les conseils de M. le professeur Vulpian,
et de son chef de laboratoire, M. le docteur Bochefontaine.

Les animaux employés dans nos expériences sont le cobaye.

Avant de rechercher l'action abortive du salicylate sur ces animaux, il était nécessaire de déterminer la dose du médicament à laquelle ils peuvent résister. Ce travail préliminaire se trouve fait dans la thèse de M. Blanchier, lequel établit qu'il faut se garder de faire absorber au cobaye un gramme de salicylate de soude sous peine de causer la mort.

Cette donnée a besoin d'être complétée par une autre expérience qui indiquera la quantité de salicylate de soude nécessaire pour produire sur le cobaye une action évidente sans cependant déterminer la mort.

L'expérience II donne ce renseignement,

### EXPÉRIENCE I.

3 h. 15. A une cobaye femelle, de poids et de taille moyen, on fait cinq injections sous-cutanées d'une solution de salicylate de soude, contenant 1 gr. pour 5 cent. cubes d'eau.

Rien ne se produit à la suite de cette injection.

4 h. L'animal est toujours dans l'état normal. Pas d'engourdissement.

8 juin. 3 h. Pas de changement appréciable. Même état.

Mort à 8 h. du soir, sans que l'on ait observé aucun phénomène appréciable. Pas d'autopsie.

### EXPÉRIENCE II.

Injection par la voie stomacale de 3 grammes de salicylate de soude.

Le 21 mai, à 5 heures du soir, on donne 0,75 centigrammes de salicylate de soude à un cobaye femelle, de taille et de poids moyens.

Les 22, 23, 24, dans la matinée, pas de changement appréciable dans l'état extérieur de l'animal.

A 5 heures, on lui donne une nouvelle dose de 0,75 centigrammes de salicylate.

Le 25, à 9 heures du matin, on trouve le cobaye immobile dans un coin, insensible aux excitations extérieures, ayant en un mot l'air assez malade. On supprime le salicylate de soude.

Le 26, le cobaye a l'air plus éveillé que la veille.

Le 27, l'animal est parfaitement portant.

### EXPÉRIENCE III.

Injection par la voie stomacale de 1 gr. de salicylate de soude.

Le 22 mai, à 9 h. du matin, on donne 0,50 centig. de salicylate de soude à une femelle de cochon d'Inde, de taille moyenne et gravide.

4 h. du soir, rien de particulier.

Les 23 et 24, à 5 h. du soir, même dose dans l'estomac.

Le 25, à 9 h. du matin, le cobaye a l'air malade.

2 h., on le trouve blotti dans un coin, ne mangeant pas, immobile, le poil hérissé.

5 h., même état.

Le 26, 9 h. du matin, même état.

6 h. du soir, mort.

*Autopsie.* — Faite le lundi 27, à 3 h. de l'après-midi.

A l'ouverture du ventre, nous trouvons trois fœtus, non arrivés à terme. Un dans la corne gauche et deux dans la droite. Celui qui était situé le plus bas, présentait une déviation de la colonne vertébrale, à convexité tournée vers la gauche. Cette déviation avait été occasionnée par une tumeur volumineuse, siégeant à droite, au niveau du foie.

Vessie pleine de liquide. Après l'avoir filtré, on recherche s'il n'y a pas d'acide salicylique, et, avec une solution étendue de perchlorure de fer, on trouve des traces de ce sel. Par l'acide nitrique, on trouve aussi de l'albumine en assez grande quantité.

### EXPÉRIENCE IV.

Ingestion par la voie stomacale, de 2 gr. de salicylate de soude, mélangé à du son.

Le 22 mai, 9 h. du matin, on donne 0,50 centig. de salicylate de soude à une femelle de cochon d'Inde, gravide.

Les 23 et 24, 5 h. du soir, même dose.

Le 25, 9 h. du matin, même dose.

2 h. Rien de particulier.

Le 26, 9 h. du matin, la mère met bas un petit bien portant (et qui a parfaitement vécu).

## EXPÉRIENCE V.

Ingestion de 9 gr. 50 de salicylate de soude par la voie stomacale.

Le 22 mai, à 9 h. du matin, on donne 50 centigrammes de salicylate de soude à un cobaye femelle de taille moyenne et gravide.

Le 23 mai, à 5 h. du soir, même dose.

Les 24, 25, 26, 27, 28 mai, 1er, 2, 3, 4, 5, 6, 7, 8, 9, 10, 11 juin, tous les jours même dose administrée toujours de la même manière.

Dans la nuit du 12 au 13, la femelle met bas cinq petits, dont deux morts.

Il faut tenir compte de ce fait que, au laboratoire, les femelles de cobaye ne mettent jamais bas plus de deux, rarement trois petits bien portants. Au-delà de ce nombre les petits meurent toujours.

Ces expériences sont en trop petit nombre pour que nous ayons le droit d'en tirer une conclusion définitive. Cependant, elles permettent de croire que chez le cobaye, des doses non toxiques et répétées chaque jour, de salicylate de soude ne produisent pas l'avortement.

Mais si l'essai que nous avons fait n'est pas de nature à résoudre entièrement le problème, nous espérons du moins que les tentatives que nous avons faites engageront à pousser plus loin cette étude si intéressante et si utile, que, pour le moment du moins, nous avons le regret de ne pouvoir continuer par suite de circonstances indépendantes de notre volonté.

# CONCLUSIONS.

De l'étude qui précède, découlent les conclusions suivantes :

1° Le salicylate de soude, à doze thérapeutique ordinaire, calme les douleurs de la dysménorrhée, sans doute en vertu de son action sédative sur le système nerveux central.

2° Le salicylate paraît activer les règles et dans quelques cas, provoquer leur réapparition.

3° Dans quatre observations, la médication par le salicylate de soude à doses élevées a été suivie d'avortement (au bout de un jour et demi, obs. VIII; de un jour et demi, obs. IX, et de deux mois. obs. X). Il semble donc que, dans certains cas, le salicylate peut provoquer l'avortement.

4° Dans cinq observations, le traitement salicylé à doses moins élevées n'a été suivi d'aucun résultat. Donc, dans divers cas aussi, l'action du salicylate de soude à faible dose, sur l'utérus, paraît nulle au point de vue abortif.

5° Dans les expériences sur les animaux, le médicament n'a eu aucune action oxytocique.

6° Il semble donc résulter de l'ensemble de ces faits, que le salicylate de soude n'est point abortif quand il est donné à doses thérapeutiques modérées.

7° Cependant, comme il existe des femmes prédisposées à l'avortement, comme, d'autre part, l'expérimentation physiologique démontre que le salicylate de soude, administré à fortes doses, exerce son action sur l'économie tout entière, par conséquent sur les muscles aussi bien que sur le système nerveux central et le reste de l'organisme, nous pensons que, dans l'état de gestation, il conviendra de ne pas donner le salicylate de soude sans motif légitime, et surtout de surveiller attentivement le degré de tolérance de l'individu pour le médicament.

# INDEX BIBLIOGRAPHIQUE.


**Bazin** (C.).— Gazette des hôp., 1872.

**Benicke.** — Archiv. fur Gynœkol, 9 C. 2 H.

**Bochefontaine et Chabbert.** — Académie des sciences, 1877.

**Blanchier et Bochefontaine.** — Académie des sciences, 1879.

**Bosisio.** — Gazetta medica Italiana, provincie Venete, 1877.

**Brethenoux.** — Thèse de Montpellier, 1879.

**Cassin.** — Thèse de Paris, 1880.

**Charpentier.** — Traité pratique des accouchements, 1883.

**Chéron.** — Progrès médical, mars 1883.

**Dixneuf.** — Thèse de Paris, 1879.

**Douglas Hogg.** — Thèse de Paris, 1877.

**Dubrisay.** — Abeille médicale, 1881.

**Duffey.** — British medical journal, 1877.

**Gubler.** — Annales de la Société des hôpitaux, 1877.

**Hanot.** — Annales de la Société de clinique, 1881.

**Homolle.** — Dictionnaire de médecine et de chirurgie pratiques. Article Rhumatisme.

**Huber.** — Thèse de Paris, 1877.

**Jacquemier.** — Dict. encyclopédique. Art. Avortement.

**Lahalle.** — Thèse de Nancy, 1879.

**Martinet.** — Union médicale, avril 1883.

**Porak.** — Journal de thérapeutique, 1878.

**Richardson.** — The Lancet, 1876.

**Sabatowski.** — Thèse de Paris, 1879.

**Smyth** (Pye). — British medical journal, 1880.

**Vulpian.** — Journal de chimie et de pharmacie, 1880.

**Wattelet.** — Bulletin de thérapeutique, 1877.



Paris. — Typ A. Parent, A. Davy, succr, Imp. de la Faculté de médecine,
52, rue Madame et rue Monsieur-le-Prince, 14.

171